LA

LTURE DES NOURRISSONS

DE L'ORGANISATION D'UNE CONSULTATION DE NOURRISSONS

SON FONCTIONNEMENT. — SES RÉSULTATS

Par le Docteur Louis CIAUDO
(DE NICE)
Chirurgien de la Maternité des Hospices Civils
Médecin Inspecteur-adjoint des Enfants du premier âge

NICE
IMPRIMERIE DES ALPES-MARITIMES
16, Rue Saint François-de-Paule, 16

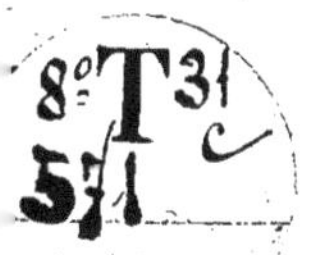

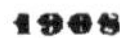

LA

CULTURE DES NOURRISSONS

DE L'ORGANISATION D'UNE CONSULTATION DE NOURRISSONS

SON FONCTIONNEMENT. — SES RÉSULTATS

Par le Docteur Louis CIAUDO

(DE NICE)

Chirurgien de la Maternité des Hospices Civils

Médecin Inspecteur-adjoint des Enfants du premier âge

NICE

IMPRIMERIE DES ALPES-MARITIMES

16, Rue Saint-François-de-Paule, 16

1908

A MON PÈRE

Le Docteur JOSEPH CIAUDO

Chevalier de la Légion d'honneur

HOMMAGE D'AFFECTUEUSE RECONNAISSANCE

Nice, Décembre 1907.

Dr LOUIS CIAUDO.

DE LA CULTURE DES NOURRISSONS

DE L'ORGANISATION D'UNE CONSULTATION DE NOURRISSONS

« Si la France est le pays où
« l'on fait le moins d'enfants, il
« faut qu'elle devienne celui où
« on les conserve le mieux ».
PEYROUX.

I

Avant-Propos

Depuis quelques années on s'efforce d'enrayer en France l'hécatombe de nouveau-nés qu'il nous est toujours permis de constater malgré les efforts, trop peu nombreux encore, tentés de tous côtés. — La culture des nourrissons, pour nous servir d'une heureuse expression, marche sans cesse dans la voie du progrès. Cette question banale pour beaucoup n'en est pas moins capitale pour le pays.

Disons-nous bien qu'il est de toute utilité de nous occuper des enfants qui naissent ; car, c'est aux premiers moments de la vie que l'individu est le plus menacé par la mort. Quelle constatation pessimiste heurte plus la vivace illusion de notre instinct fondamental que celle de cet octogénaire, penché sur le berceau de son petit-fils nouvellement venu au monde et qui pense : « *J'ai, tout « délabré et usé, deux fois plus de chances de vivre cette année que cet « enfant tout neuf qui vient de naître.* »

Pourquoi en est-il ainsi ? C'est que le vieillard, quoique courbé par l'âge, peut, de par son expérience acquise, éviter bien des maux ; or l'enfant ne saurait et ne pourrait en faire autant.

Le regretté docteur Budin avait trouvé un remède pratique et simple à ce lamentable état de choses. Il avait organisé en 1892, à l'Hôpital de la Charité, à Paris, une consultation de nourrissons, où les mères venaient prendre des conseils pour les soins à donner aux enfants.

Imbus de cette idée nous avons essayés de réagir à l'instar du Maître. Nous nous sommes dis que dans notre région également les nouveaux-nés avaient droit à toute notre sollicitude. Si ces enfants sont très bien soignés pendant que leur mère séjourne à l'hôpital, il n'en est plus de même aussitôt que la porte en est franchie. Certes les Œuvres de Bienfaisance ne manquent pas à Nice, mais il nous tenait à cœur de regarder grandir et prospérer sous nos yeux ces enfants qu'il nous était donné de voir naître. Nous désirions à tout prix venir en aide, dans la mesure de nos modestes moyens, à toutes les misères physiques et morales, à toutes les défaillances qu'il nous était permis de constater dans nos salles d'hôpital.

II

Historique

Nous n'avons pas la prétention et il ne nous appartient pas de présenter ici un historique détaillé de toutes les consultations de nourrissons rattachées aux diverses maternités des hôpitaux de France.

On compte à Paris 25 de ces organisations dont 13 dépendent de l'Assistance Publique et 12 sont dues à la bienfaisance privée.

Le mouvement s'est d'ailleurs propagé en Province. Dieppe, Grenoble, Fécamp, Bordeaux, Rouen, Bar-le-Duc, Saumur, Le Havre, Nantes, Rennes, Versailles, Besançon, Angers, Clermont-Ferrand, Bourg, Hancy, Saint-Pol-sur-Mer, Beauvais, Boulogne-sur-Mer,

Lens, Menton, Cannes, etc , possédent qui des Consultations de nourrissons, qui des gouttes de lait.

Nous ajouterons qu'à l'étranger on a suivi également la voie tracée par la France. Des consultations de nourrissons ont été organisées en Belgique, à Bruxelles et à Liège ; en Italie, à Florence ; en Hongrie, à Teinesvar ; au Canada, à Québec ; en Espagne à Madrid. (1)

Il nous était facile dès lors d'essayer de suivre ce mouvement. Le succès nous a d'ailleurs souri assez rapidement, tous ceux auxquels nous nous adressions ne demandant pas mieux que de favoriser la création d'une œuvre dont l'importance ne pouvait échapper à aucun.

Le 25 mars 1906 nous établissions un rapport détaillé sur l'organisation d'une consultation de nourissons rattachée à la Maternité de l'Hôpital Saint-Roch. Ce rapport fut remis à la Commission administrative des Hospices Civils de Nice. Sur ces entrefaites eut lieu les 13 et 14 avril un concours pour la nomination d'un chirurgien-accoucheur au dit hôpital. Nous eûmes l'insigne honneur d'être admis. La tâche nous devenait d'autant plus aisée.

Le 19 juin, en effet, nous recevions la lettre suivante :

Monsieur le Docteur,

« *La Commission administrative des Hospices a pris connais-* « *sance, dans sa séance du 14 courant, du rapport que vous lui avez* « *adressé et de la demande faite de concert avec MM. Les Docteurs* « *Gasiglia et Lautard, au sujet de la création d'une consultation de* « *nourrissons rattachée à la Maternité de l'hopital Saint-Roch.*

« *Après avoir examiné très attentivement cette question,* « *la commission a décidé d'autoriser la création d'une consultation* « *de ce genre.*

« *Toutefois, comme elle ne peut disposer à l'hopital Saint-* « *Roch d'aucun local pour une installation semblable, la Commis-* « *sion a décidé qu'elle serait établie à l'Hospice de la Charité,*

---

(1) Ch. Maygrier. — *Les Consultations de Nourrissons.*

Vous n'avez donc qu'à vous concerter avec Monsieur le « Directeur des Hospices à ce sujet pour qu'il puisse, d'accord avec « l'architecte, faire procéder aux améliorations nécessaires. »

L'idée de notre consultation de nourrissons avait germé. Nous pouvions désormais nourrir la secrète espérance de voir, dans un avenir rapproché, pleinement prospérer l'œuvre tentée.

Le regretté professeur Budin auquel nous faisions part alors de notre succès nous dit combien il était heureux de ce résultat. Nous nous proposions de placer notre consultation sous sa haute direction morale, durant les quelques mois qu'il venait, chaque année, passer parmi nous. Qu'il nous soit permis ici d'évoquer sa grande image et de dire combien sa perte nous frappa de stupeur et laissa de regrets.

III

Organisation et Fonctionnement

D'UNE CONSULTATION DE NOURRISSONS

1° *Organisation*

« *Pour créer une Consultation de Nourrissons, trois choses · suffisent ; une balance, un appareil à stériliser le lait et le dévoue- « ment d'un médecin. L'entreprise est donc à la portée des plus « modestes.* ». — Ainsi s'exprime monsieur Jonnart dans la préface écrite en tête du livre « Le Nourrisson » du professeur Budin (1). — C'est exagérer encore, si possible, les difficultés de l'organisation d'une consultation de nourrissons. Nous avons visité bon nombre d'œuvres de ce genre et toujours nous avons été émerveillés de leur grande simplicité.

Nous avons organisé à l'Hospice de la Charité une consultation réduite à ses éléments essentiels et dont le fonctionnement et les résultats nous ont donné les satisfactions les plus grandes.

(1) Budin. — *Le Nourrisson.*

Notre local se trouve situé au rez-de-chaussée, empruntant l'ancien parloir, immédiatement à gauche de l'entrée principale de l'établissement. Il se compose uniquement de deux pièces : *salle d'attente et salle de visite.* Nous avions pensé à une *salle d'isolement*, nous n'avons pu faire mieux ; mais l'on se rendra compte par la suite combien cependant nous sommes arrivés à mettre à l'écart les nourrissons atteints d'affections contagieuses.

Par une large porte vitrée on pénètre dans la *salle d'attente* ; pièce bien aérée et assez vaste pour contenir le nombre habituel de personnes fréquentant la consultation. Le mobilier est uniquement composé de bancs et de chaises.

Une simple cloison sépare cette salle d'attente de la *salle de pesage et d'examen.* — L'ameublement est ici également fort simple : une table sur laquelle se trouve la balance, un bureau, quelques sièges, une large table en bois blanc munie d'un grand tiroir dans lequel on tient les biberons, les têtines et divers autres objets. Un réchaud à gaz, un petit lavabo accroché au mur complètent l'installation. — En hiver, le chauffage est assuré par un poële mobile à gaz.

Ces deux pièces situées sur un même niveau, possèdent un parquet en bois au nettoyage facile. — Les murs sont peints à l'huile.

Une porte vitrée donne accès de la salle de visite dans une des cours spacieuses de la « Charité ». — C'est en cet endroit, sous un portique, donc à l'abri des intempéries, que les enfants atteints d'affections contagieuses attendent leur tour d'examen. Notre *salle d'isolement* est loin d'être parfaite. Nous pouvons assurer et c'est là le point essentiel, qu'aucun contact n'est possible entre les nouveaux-nés bien portants et ceux contaminés.

2° *Fonctionnement*

La consultation de nourrissons a lieu une fois par semaine ; tous les mardis matins de dix à onze heures.

Tout enfant né à l'hôpital, depuis moins d'un mois, et jusqu'alors uniquement nourri au sein, est admis sur la présentation par la mère, de la carte qui lui a été remise à sa sortie de la Maternité. Nous ne faisons aucune distinction entre tous ces nouveaux-nés. Ce sont des *frères de lait* selon l'expression du docteur Dufour, et à ce titre également tous dignes du même intérêt.

Toute femme qui n'amènera pas son enfant au jour fixé ou dans les délais voulus devra motiver son absence et sera exclue si le fait se répétait trop souvent. Les mères doivent être exactes aux heures de la consultation. Elles arrivent vers les 9 heures 1|2, se rangent et demeurent dans la salle d'attente.

A dix heures commence la visite. Chaque femme est appelée à son tour dans la salle de pesage et d'examen. L'enfant est déshabillé et pesé. La mère nous remet la carte de l'hôpital. Il lui en est donné une autre en échange et du modèle ci-joint :

MATERNITÉ DE L'HOPITAL SAINT-ROCH

CONSULTATION DE NOURISSONS À LA CHARITÉ

Tous les Mardis à 10 heures

Nom. ....

N° du registre. ....

Mode d'alimentation. ....

NAISSANCE { *Date.* .... *Poids.* ....

Dates	Poids	Différence	Moyenne	OBSERVATIONS

Ainsi qu'il est facile de s'en rendre compte, cette carte porte le nom de l'enfant qui doit désormais nous être présenté, le numéro du registre de la consultation sur lequel nous consignons nos observations, le mode d'alimentation adopté. Sont également indiqués la date et le poids de naissance. Sur un tableau tracé à cet égard seront mentionnés : les dates de présence de l'enfant, le poids et l'augmentation de ce dernier par semaine et par jour. Toutes nos observations sont également notées dans une case spéciale.

Nous avons fait établir à notre usage un grand registre destiné à être conservé à la consultation. D'un modèle spécial et dont les données ont été établies par nous-mêmes, il sert à consigner tous les renseignements qui concernent les enfants, leur poids à chacune des visites, leur état de santé, le résultat de l'examen dont ils sont l'objet. Un graphique placé en regard de chaque observation nous permet de tracer la courbe des poids de chacun de nos petits clients.

Nos examens sont toujours fait avec le plus grand soin. *Les enfants sont pesés complètement nus.* Nous donnons alors tous les conseils nécessaires ; insistons sur la nécessité de baigner les nouveaux-nés tous les matins, de régler leur alimentation et prescrivons les soins que réclament les indispositions dont ils peuvent être atteints.

C'est à ce moment même qu'a lieu la distribution des bons de lait, des biberons, des têtines et parfois de la petite quantité de liqueur de Van-Swieten confiée aux mères, dans un flacon compte-goutte, pour être donnée dans la semaine, à leurs enfants hérédo-spécifiques.

Ajoutons que le nombre d'enfants à examiner n'ayant pas été jusqu'ici très élevé, nous n'avons tenu qu'une séance par semaine ; si, dans l'avenir, ce que nous espérons, la consultation devenait plus importante nous serions obligés de fixer deux jours de visite.

Tout enfant recevant du lait devra être présenté tous les huit jours : ceux exclusivement nourris au sein ne pourront être vus que toutes les quinzaines. Ne sont admis à la consultation que les enfants élevés au sein ou artificiellement par leur mère. Ils seront reçus jusqu'à l'âge de deux ans. De cette façon il est possible de surveiller le sevrage et de lutter contre la tendance qu'ont les mères à donner à manger trop tôt et en trop grande quantité à leurs enfants.

Il nous faudra même songer à distribuer, au moment du sevrage, quelques boîtes de farine.

IV

Le Lait

1° *Quantités de lait à donner aux enfants. - De l'entretien du biberon*

Nous ne saurions trop dire combien nous sommes partisans de l'allaitement au sein. Cependant lorsqu'il est absolument démontré que le lait de la mère est insufisant ou qu'il manque totalement, nous nous voyons dans l'obligation de donner du lait stérilisé. — Le nourrisson est alors mis à l'allaitement mixte ou artificiel. — Empressons-nous de faire remarquer combien rarement nous prescrivons ce dernier mode d'allaitement. Nous n'avons pas eu dans notre consultation d'enfant nourri exclusivement au lait stérilisé.

Lorsque nous décidons d'élever un enfant à l'allaitement mixte nous remettons à la mère un biberon, une têtine et des bons de lait.

Le biberon est une simple bouteille, de forme arrondie, graduée de 25 grammes en 25 grammes et pouvant contenir 150 grammes de liquide.

Les bons délivrés correspondent chacun à 250 grammes de lait stérilisé à prendre chez le pharmacien, fournisseur des Hospices Civils.

Nous recommandons aux femmes les plus grands soins de propreté. Avant chaque repas le biberon doit être soigneusement lavé à l'eau chaude ainsi que la têtine qui doit du reste constamment séjourner dans de l'eau boriquée. — Avant chaque têtée l'on plonge les flacons de lait dans un bain marie, afin de réchauffer le lait qui doit toujours être donné tiède. Ces bouteilles sont munies d'un système de fermeture analogue à celui des « canettes de bière ». Une fois le flacon débouché, on verse dans le biberon la quantité de lait que nous avons indiquée pour un repas et on rebouche soigneusement de façon à préserver de toute contamination la provision de liquide nécessaire aux autres repas.

Cette manipulation du lait par les mères ne manque pas

de présenter quelques inconvénients. Il nous eut été bien difficile d'agir autrement. Nous verrons par la suite s'il n'est pas possible de faire stériliser le lait dans des flacons ne contenant chacun que la dose nécessaire pour un repas et par cela même ne servant qu'une fois.

A chaque distribution les femmes apportent les bouteilles vides. On les échange pour des flacons pleins. Les mères sont tenues à aller tous les jours chercher le lait. Cependant lorsque leur domicile est trop distant, il leur est livré une provision de lait pour deux jours.

Nous insistons toujours très vivement sur la nécessité impérieuse qu'il y a à régler l'alimentation des enfants. Nous inscrivons même sur les cartes laissées entre les mains des mères les différentes heures des têtées. Nous indiquons également les doses de lait à donner à chaque repas et nous luttons de notre mieux contre la tendance qu'ont toutes les femmes à couper le lait soit avec de l'eau, soit avec du café, soit avec des tisanes plus malfaisantes les unes que les autres.

Le tableau suivant indique d'une façon approximative les quantités moyennes que nous croyons devoir donner par repas et par 24 heures aux enfants soumis à notre surveillance :

AGE	Nombre des Têtées en 24 heures	INTERVALLE DES TÊTÉES	Quantité de Lait par Têtée	Quantité de Lait par 24 heures
			grammes	grammes
1er jour.........	4	Toutes les 4 heures...	8	32
2me jour........	6	Toutes les 3 heures...	20	120
3me jour........	7	idem	40 à 50	280 à 350
4me jour........	7	idem	50 à 60	380 à 480
1er mois........	8	Toutes les 2 heures 1/2.	60 à 80	480 à 640
2me et 3me mois..	8	idem	80 à 100	640 à 800
4me et 5me mois..	7	Toutes les 3 heures ...	120 à 139	840 à 910
6me au 9me mois.	7	idem	140 à 150	910 à 1090

Le professeur Budin usait de la méthode suivante dans le dosage du lait stérilisé nécessaire à l'alimention d'un enfant de plusieurs mois ; cette façon de faire nous a donné d'excellent résultats : « A un nourrisson âgé de plusieurs mois il suffit de donner, par kilogramme de poids, 100 grammes au plus de lait pur, contenant 38 grammes de beurre, c'est-à-dire environ le dixième du poids du corps » Ainsi un enfant de 7 kilogs prendra 700 grammes de lait.

Nous avons adopté le lait stérilisé pour de multiples raisons. L'usage du lait cru dans une consultation de nourrissons ne peut en effet se faire sans de gros inconvénients. Il faut tout d'abord être absolument sûrs de l'origine. Et même depuis le moment de la traite jusqu'à celui de la consommation, les manipulations, les altérations spontanées ou voulues sont si nombreuses qu'il importe au premier chef de détruire tous les germes nocifs par une stérilisation soigneuse. Nous n'ignorons pas que l'on a soutenu la supériorité du lait cru sur le lait bouilli ; si toutefois nous laissons parler l'observation clinique il est impossible de nier que les résultats obtenus avec le lait stérilisé ne soient plus probants. — Ainsi donc pour notre pratique courante nous avons soumis le lait à la stérilisation qui tout en lui enlevant certains principes nutritifs, le prive du moins des microbes qu'il peut renfermer. Nous avons la satisfaction de le distribuer sans crainte à nos petits clients.

2° *Mode de stérilisation du lait. — Faut-il donner le lait stérilisé pur ou coupé ? — Courbe de poids normale d'un enfant normal.*

Il ne nous appartient pas de faire ici une étude complète sur les différents procédés de stérilisation du lait. Que l'on nous permette cependant de citer les méthodes les plus usuelles, les plus pratiques et d'exposer le procédé que nous avons adopté.

Nous croyons inutile d'insister sur les soins méticuleux que nécessite la traite des vaches reconnues parfaitement saines et le transport du lait dans des récipients rigoureusement nettoyés. Le lait recueilli aussi aseptiquement que possible ne doit être ni écremé, ni mouillé. Sa teneur en beurre doit être de 35 à 40 grammes. « *Tout liquide qui contient moins de 30 grammes de beurre ne doit*

« *pas être considérée comme du lait, au point de vue hygiénique* ; « *il ne doit plus être vendu sous ce nom.* » — Le lait stérilisé dont nous usons est de bonne qualité. Son analyse faite à plusieurs reprises par M. Beunat chef du Laboratoire du Bureau d'Hygiène, a fourni les données suivantes :

1° *Quantité d'extrait sec par litre* 131 *grammes*
2° *Quantité de beurre par litre* 38 *grammes*

Ce sont les travaux de Soxhlet, en Allemagne, puis ceux de Budin en France, qui ont contribué à répandre l'usage du lait stérilisé. — Certaines consultations de nourrissons se servent de lait stérilisé industriellement, d'autres le stérilisent dans leur propre local.

Le procédé industriel le plus employé est celui de l'Autoclave. — « Il consiste à surchauffer le lait, mis en bouteilles, dans « une étuve à vapeur sous pression, à la température de 110 à 115°, « pendant 10 à 15 minutes. — Dans ces conditions la stérilisation « est absolue ; car si les microbes pathogènes sont détruits de 75 à 80° « les microbes saprogènes et surtout les spores ne le sont qu'à une « température voisine de 115°. — »

Les appareils de Soxhlet et de Budin ont permis la stérilisation du lait à domicile.

Le principe de la méthode Soxhlet consiste à faire chauffer au bain-marie et à l'abri de l'air, pendant un temps assez long, de petits flacons remplis de lait. La température ne dépasse pas 100°, la durée de la stérilisation est de trois quarts d'heure environ. Le lait ainsi stérilisé est propre à la consommation, n'offre aucun danger et peut se conserver assez longtemps.

Monsieur Budin a imité et perfectionné le procédé de monsieur Soxhlet. — Son appareil se compose des parties suivantes : un bain-marie en métal étamé, une série de flacons gradués de contenance variable, des obturateurs automatiques. — Le bain-marie est une marmite en fer-blanc avec support pour isoler les flacons des parois. — Les flacons sont gradués par 25 grammes, en cristal blanc permettant le chauffage sans crainte de brisure. Ils peuvent contenir de 50 à 200 grammes de liquide. — Monsieur Gentile se servait d'obturateurs automatiques constitués par des disques de caoutchouc rouge munis, sur une des faces, d'un appendice central en forme de clou destiné à s'enfoncer dans le goulot du flacon. Quant le lait a été porté à l'ébullition, les obturateurs s'appliquent de plus en plus fortement par le refroidissement sur le goulot ; ils se dépriment à leur centre et s'enfoncent. — Monsieur Budin a imaginé pour obturer les flacons, de petits capuchons en caoutchouc. « Sous l'in« fluence de la chaleur, écrit-il, la vapeur d'eau soulève le fond de « la capsule : pour éviter que cette dernière saute, on a fait deux « petites ouvertures à l'emporte-pièce sur la paroi, en des points « voisins du fond. Lorsqu'on retire la bouteille du bain-marie, le « vide se fait dans son intérieur, et la capsule s'appliquant sur l'ou« verture du goulot se trouve déprimée par la pression atmosphé« rique. »

L'appareil étant garni, on remplit le bain-marie d'eau froide en quantité suffisante pour affleurer le niveau du lait contenu dans les flacons. On couvre et on met sur le feu. On maintient l'ébullition pendant 40 minutes, puis on retire les flacons sans toucher aux obturateurs ; on laisse refroidir. A mesure que la température baisse on voit les obturateurs s'appliquer sur les goulots et se déprimer.

Quand on veut donner le lait à l'enfant, on plonge le flacon dans l'eau chaude, on débouche et on coiffe d'une têtine. — Un flacon débouché ne doit servir qu'une fois. Ce lait ainsi stérilisé ne doit pas être conservé plus de 48 heures.

Selon les observations de Monsieur Budin :

« *Ce lait ainsi stérilisé serait toléré par les nouveaux-nés* « *comme par les enfants plus âgés ; presque tous l'ont digéré pur,* « *sans coupage ; ils l'ont assimilé et ont augmenté de poids : ceux* « *qui avaient contracté la diarrhée, en buvant du lait cru ou bouilli,* « *ont guéri par la substitution du lait stérilisé.* »

Monsieur Allègre nous expose ainsi qu'il suit la méthode de stérilisation qu'il emploie pour le lait que nous distribuons à nos petits clients :

« *Tout d'abord les flacons à lait (flacons de 250 grammes)* « *sont soumis à un lavage minutieux et plongés ensuite dans l'eau*

« *bouillante. Ils sont remplis immédiatement après avoir été égoutés*
« *et placés dans la bassine à stériliser, laquelle est portée à une*
« *température de 105° et maintenue ainsi pendant la durée d'une*
« *heure, de sorte que le lait contenu dans les flacons conserve pendant*
« *le même temps 90° de température.* »

« *Le mode de fermeture adopté pour les flacons de lait stérilisé*
« *est celui employé de nos jours pour la bière. La rondelle en caout-*
« *chouc est renouvelée souvent de façon à empêcher l'accès de l'eau*
« *pendant la stérilisation.* »

C'est en somme la méthode de stérilisation préconisée par Soxhlet. La fermeture des flacons est simple et souvent usitée, inférieure cependant à celle préconisée par le professeur Budin. Nous n'avons eu qu'à nous louer du lait ainsi stérilisé. Insistons cependant sur ce point qu'*il doit être consommé dans les 48 heures qui suivent sa stérilisation.*

Le lait de vache stérilisé doit-il être donné pur ou coupé avec une plus ou moins grande quantité d'eau?

La question est fort délicate et ne relève, croyons-nous, que de l'expérience de chacun.

Monsieur Variot, médecin des Hôpitaux de Paris, qui dirige avec tant de compétence le Dispensaire de Belleville et auquel la puériculture doit tant de progrès, nous dit que les coupages ne sont pas nécessaires. *Les enfants et même les nouveau-nés supportent le lait stérilisé absolument pur.*

Monsieur Comby, médecin des Hôpitaux se range à cet avis.

D'autres auteurs vont plus loin encore. Monsieur Lazard nous apprend que non seulement le lait stérilisé, donné pur, est bien toléré par les enfants indemnes de troubles digestifs, mais est encore le meilleur remède contre certaines diarrhées et sauve des athrepsiques condamnés à mourir.

Monsieur Marfan, dans son beau « Traité de l'allaitement » diffère légèrement d'avis.

« *En règle générale, écrit-il, on ne doit pas, dans les 3 ou 4* « *premiers mois, donner du lait de vache pur, même quand il est* « *purifié par la chaleur........ Par contre, après le 4me mois, on peut,* « *en général, nourrir l'enfant avec du lait de vache pur.* » (1)

Cet auteur à d'ailleurs soin d'ajouter que ces règles n'ont rien d'absolu. Ce qui doit nous guider c'est la courbe des poids et l'état des fonctions digestives.

Monsieur Marfan écrit plus loin :

« *Après avoir essayé les méthodes de coupage qui sont réalisables dans la pratique courante et avoir reconnu leurs inconvé-* « *nients, nous avons été conduits à employer pendant les 4 ou 5 pre-* « *miers mois un mélange composé de ; lait, 2 parties ; eau sucrée à 10* « *pour 100, 1 partie.* »

Inutile d'insister sur la parfaite ébullition de l'eau sucrée qui doit servir au coupage. Dans la pratique il serait même préférable d'opérer le coupage avant la stérilisation. On remettrait ainsi aux femmes un lait qu'elles devraient donner à leurs enfants sans aucune manipulation.

De ces diverses opinions quelle est la meilleure ? Toutes, à notre avis, renferment leur grande part de vérité. Qu'il nous soit cependant permis de faire remarquer que chaque enfant demande une étude particulière. Ce n'est qu'à force de tâtonnements qu'on arrive à discerner le régime le plus convenable à tel ou tel nourrisson.

---

(1) Marfan. — *Traité de l'allaitement.*

A notre avis le lait stérilisé doit être donné pur. Aux premiers jours de la naissance on peut le couper légèrement mais ce coupage ne doit pas se poursuivre longtemps. Cette façon d'agir nous a toujours donné entière satisfaction. — Il y a loin toutefois de la pratique à la théorie. La meilleure preuve capable de nous donner tous les renseignements nécessaires réside dans la courbe des poids. Nous nous permettons de rappeler que l'augmentation normale chez un nourrisson, né à terme, bien portant doit être de :

25 à 30 grammes par jour durant les 2 premiers mois.....	
20 à 25........................	3 et 4 ....
15 à 20........................	5 et 6 ....
10 à 15........................	7 et 8 ....
8 à 10...........	4 derniers mois de l'année

Ce qui correspond à environ :

5100 grammes	après	le	1er	Trimestre
6750	»	»	2me	»
8000	»	»	3me	»
9000	»	»	4me	»

Au bout de six mois, l'enfant a un peu plus que doublé. — A la fin de sa première année il a triplé.

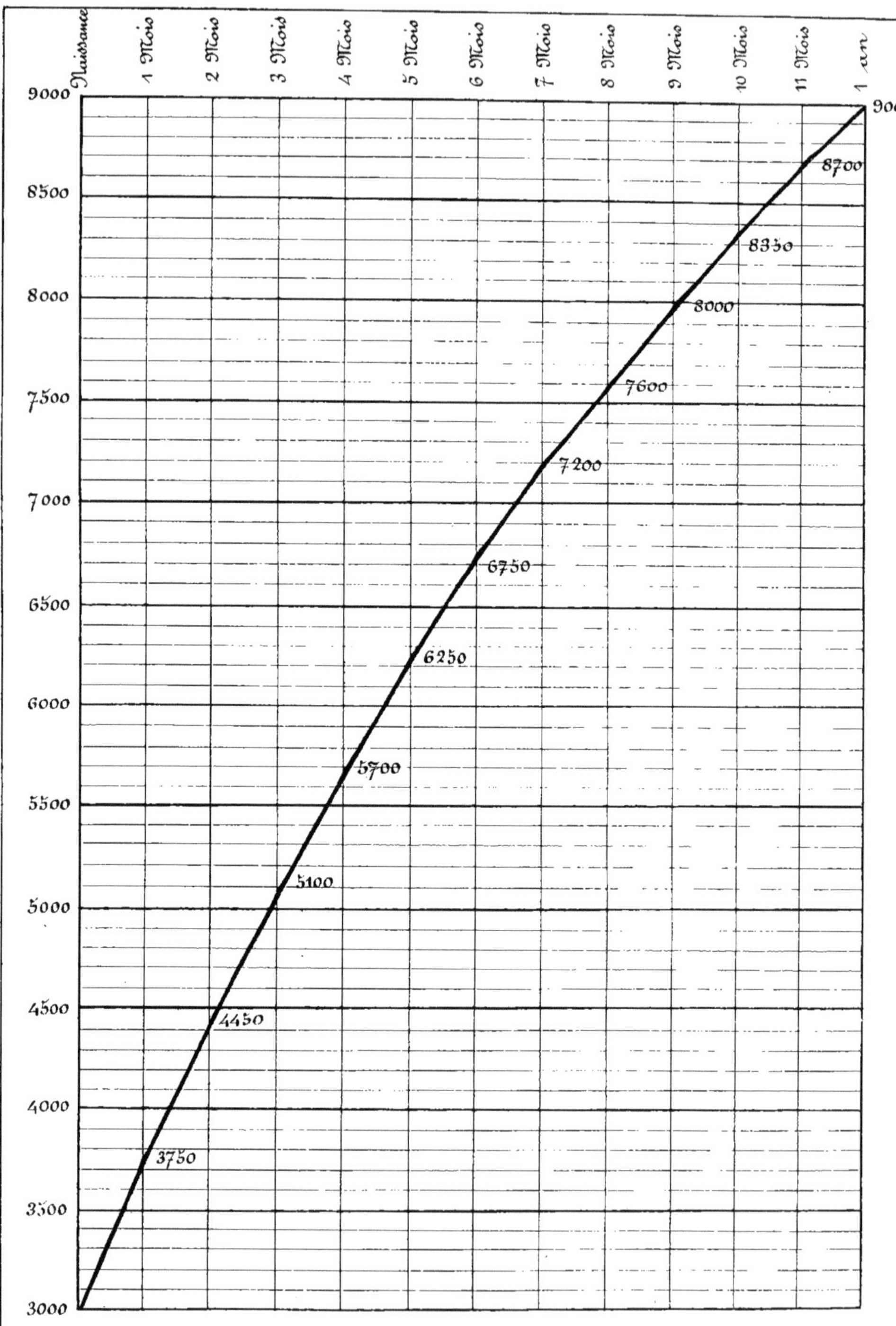

Courbe normale du poids de l'enfant pendant les douze premiers mois.

Le tableau ci-contre donne l'augmentation de poids de la naissance à un an :

Naissance	3000	grammes
1 mois	3750	»
2 »	4450	»
3 »	5100	»
4 »	5700	»
5 »	6250	»
6 »	6750	»
7 »	7200	»
8 »	7600	»
9 »	8000	»
10 »	8350	»
11 »	8700	»
12 »	9000	»
18 »	10 000	»
2 ans	10.800	»

Ces données ne sont évidemment qu'approximatives. En tout cas, même placées sous les yeux d'une personne inexpérimentée, elles doivent servir de guide dans l'alimentation d'un enfant.

V

Clientèle de la consultation des nourrissons

Notre consultation n'est pas ouverte à tout venant. Y sont seuls admis les enfants nés à la Maternité de l'Hôpital Saint-Roch. Nous ne faisons entre eux aucune différence. Ils sont reçus jusqu'à deux ans révolus. Nous avons toutefois déjà indiqué certaines conditions d'admission. Les femmes doivent se présenter à la consultation le mardi qui suit leur sortie de l'Hôpital. Leur enfant ne doit pas déjà avoir été mis au lait bouilli, ce qui est fréquent.

Il arrive parfois que les mères ne viennent nous montrer leurs enfants que un ou deux mois après leur naissance et alors que l'allaitement artificiel mal dirigé a déja exercé ses ravages. Bien à contre-cœur nous nous voyons dans la nécessité de leur refuser nos soins. Dans ces cas, en effet, elles s'adressent à nous dans l'espoir de nous obliger à leur distribuer gratuitement du lait stérilisé. Ces mères n'ont d'autre but que de ménager leur modeste budget. Nous ne saurions en aucune facon entrer dans ces combinaisons, consultation ne signifiant pas distribution gratuite et obligatoire de lait.

La préoccupation intéressée de quelques femmes est parfois réellement trop visible. Le 4 juin 1907 s'est présentée à notre consultation une femme ayant accouchée de deux jumeaux à la Maternité le 16 mai. Ces deux nouveau-nés pesaient respectivement à leur naissance 2400 et 2600 grammes. Nous nous empressâmes d'accueillir ces nouveaux et si intéressants petits clients. — Le mardi 11 juin ces enfants pesaient 2530 et 2545 grammes. — La mère nous parut ne pas avoir suffisamment de lait et il lui fût donné 250 grammes de lait stérilisé par 24 heures avec toutes les indications sur la façon de l'employer. — Le 18 juin un seul enfant nous fut présenté, l'autre étant décédé. La mère n'ayant plus qu'un enfant, de 2615 grammes, à nourrir et ses seins nous paraissant donner assez de lait nous crûmes utile de supprimer les 250 grammes de lait stérilisé quotidiens que nous lui distribuions. Dès ce jour nous ne revîmes plus personne. Cette femme avait probablement jugé inutile de suivre plus longtemps une consultation où les faveurs étaient si parcimonieusement accordées. Nous retrouvons malheureusement cette mentalité chez un trop grand nombre de mères, plus soucieuses de leurs habitudes et de leurs plaisirs que de la santé de leurs enfants.

Ajoutons cependant que parmi les femmes qui suivent notre consultation existe souvent une certaine émulation. Bon nombre d'entre elles tiennent à nous montrer de beaux enfants bien portants et bien vêtus. Chez elles les visites, que nous passons toutes les semaines, aiguillonnent le sentiment maternel. Elles apportent un intérêt très grand à suivre la pesée et à nous consulter sur les moindres détails. Elles sont heureuses à la seule pensée de pouvoir à leur retour chez elles, montrer aux leurs la carte indiquant les augmentations de poids. Elles sont fières de nous entendre dire qu'elles possèdent un bel enfant.

Notre clientèle est pauvre. On y compte un grand nombre de femmes dont les maris gagnent suffisamment pour entretenir chez eux une certaine aisance; des femmes vivant avec le père de leurs enfants, mais obligées de travailler pour vivre; des filles-mères soucieuses d'élever elles-mêmes leurs nouveau-nés, et enfin, des femmes abandonnées soit de leurs maris, soit de leurs amants, et dont les enfants, au bout de quelques visites, ne nous sont plus présentés. Ils sont probablement allés grossir le nombre des enfants abandonnés.

Inutile d'ajouter combien toutes ces femmes arrivent à vivre bien souvent avec peine. Bon nombre d'entre elles sont secourues par le Bureau de Bienfaisance. Certaines fréquentent même plusieurs œuvres charitables et arrivent ainsi à recevoir des secours assez importants. Il nous est arrivé de constater qu'une même femme se rendait très régulièrement à plusieurs consultations de nourrissons à l'insu des médecins. Nous atteignons dès lors un but tout opposé à celui que nous nous proposons. Ces multiples distributions de lait stérilisé à une même personne, les secours en argent, en nature arrivent à annihiler tous nos efforts et l'habitude de nourrir au sein croyons-nous se perdra sans doute ainsi et rapidement de plus en plus.

1° *Statistiques*

Du 1er octobre 1906 au 1er octobre 1907, 512 femmes ont accouché à la Maternité de l'Hôpital Saint-Roch ; 85 se sont présentées à notre consultation de nourrissons. Sur ce nombre 32 soumettent régulièrement leurs enfants à nos visites hebdomadaires. Certaines femmes nourrissant au sein sont autorisées à ne venir que tous les quinze jours. Le tableau ci-joint indique le nombre de femmes présentes à chacune de nos séances.

Première........	semaine	2 Octobre 1906.	8
Deuxième..........	»	9 » »	6
Troisième..........	»	16 » »	6
Quatrième..........	»	23 » »	11
Cinquième..........	»	30 » »	8
Sixième............	»	6 Novembre 1906......	8
Septième...........	»	13 » »	8
Huitième...........	»	20 » »	7
Neuvième....	»	27 » »	10
Dixième...........	»	4 Décembre 1906....	13
Onzième.	»	11 » »	7
Douzième..........	»	18 » »	12
Treizième..........	»	25 » »	8
Quatorzième........	»	1 Janvier 1907.	11
Quinzième...	»	8 » »	7
Seizième....	»	15 » »	12
Dix-septième........	»	22 » »	5
Dix-huitième	»	29 » »	12
Dix-neuvième..... .	»	5 Février 1907..............	12
Vingtième....	»	12 » »	10
Vingt-unième........	»	19 » »	13
Vingt-deuxième.....	»	26 » »	12
Vingt-troisième.....	»	5 Mars 1907........	10
Vingt-quatrième.....	»	12 » »	11
Vingt-cinquième....	»	19 » »	12
Vingt-sixième..	»	26 » »	11
Vingt-septième. ...	»	2 Avril 1907................	6
Vingt-huitième......	»	9 » »	13
Vingt-neuvième.....	»	16 » »	10
Trentième.........	»	23 Avril 1907..............	16
Trente-unième	»	30 » »	12
Trente-deuxième....	»	7 Mai 1907	14
Trente-troisième....	»	14 » »	11
Trente-quatrième...	»	21 » »	12
Trente-cinquième...	»	28 » »	13
Trente-sixième.	»	4 Juin 1907................	15
Trente-septième.....	»	11 » »	15
Trente-huitième....	»	18 » »	18
Trente-neuvième....	»	25 » »	18
Quarantième........	»	2 Juillet 1907........	16
Quarante-unième....	»	9 » »	18
Quarante- deuxième.	»	16 » »	21
Quarante-troisième..	»	23 » »	21
Quarante-quatrième.	»	30 » »	20
Quarante-cinquième.	»	6 Août 1907...............	23
Quarante-sixième...	»	13 » »	19
Quarante-septième..	»	20 » »	25
Quarante-huitième..	»	27 » »	26
Quarante-neuvième..	»	3 Septembre 1907..........	24
Cinquantième.......	»	10 » »	25
Cinquante-unième...	»	17 » »	27
Cinquante-deuxième.	»	24 » »	24

Ces chiffres sont suffisamment éloquents par eux-mêmes ous avions seulement à enregistrer six présences le 9 octobre 906, nous arrrivons à 27 présences le 17 septembre 1907. Nous ne irons jamais assez combien il a fallu de persévérance et de dévouement u personnel hospitalier pour arriver à un semblable résultat.

Il nous faut cependant expliquer l'accroissement sans doute rogressif mais un peu lent de notre clientèle. Plusieurs causes mportantes entrent en jeu. Certaines femmes relativement aisées lacent leurs enfants en nourrice ; d'autres les confient aux crèches. a clientèle de l'Hôpital n'est plus exclusivement composée de pau-rés gens dénués de toutes ressources. On s'est progressivement endu compte que nos salles d'Hôpital ne sont pas des laboratoires ; ue le patient n'est pas uniquement pour celui qui le soigne un sujet 'observation. Nous croyons pouvoir dire que bon nombre de mala-es aisés sinon riches, viennent de tous les coins du département es Alpes-Maritimes se faire traiter à l'Hôpital Saint-Roch parce u'ils pensent, à juste titre y recevoir tous les soins désirables et clairés. Il n'est pas rare de noter à la Maternité la présence de ouvelles accouchées payant la durée de leur séjour.

N'omettons pas de signaler également la funeste ten-ance qu'ont les femmes, dont le travail constitue l'unique ressource, envoyer leurs enfants en Italie où les nourrices se contentent d'un alaire minime (dix à quinze francs par mois). Il nous a été donné aintes fois, dans nos fonctions de Médecin Inspecteur de la pre-ière enfance, de voir arriver dans notre cabinet de consultations des ères éplorées nous présentant de pauvres petits êtres rapportés 'Italie dans un état pitoyable. Il est dès lors facile de supposer ombien de ces nouveau-nés, ainsi expédiés au loin, par simple mesure 'économie, ne revoient plus leurs parents. — Nous devons ajouter ue l'on a cherché bien souvent à remédier à cet état lamentable de oses mais on s'est toujours heurté à des obstacles bien difficiles à rmonter. Ne pourrait-on pas donner pécuniairement à chaque femme, anifestant une semblable résolution, les moyens de garder auprès 'elle son enfant qu'elle ravirait ainsi à une mort presque certaine ?

Notons encore que parmi nos accouchées, quelques-unes pour n motif ou pour un autre, abandonnent leurs enfants et ceux-ci assent dès lors sous la surveillance de l'Inspecteur des enfants assistés.

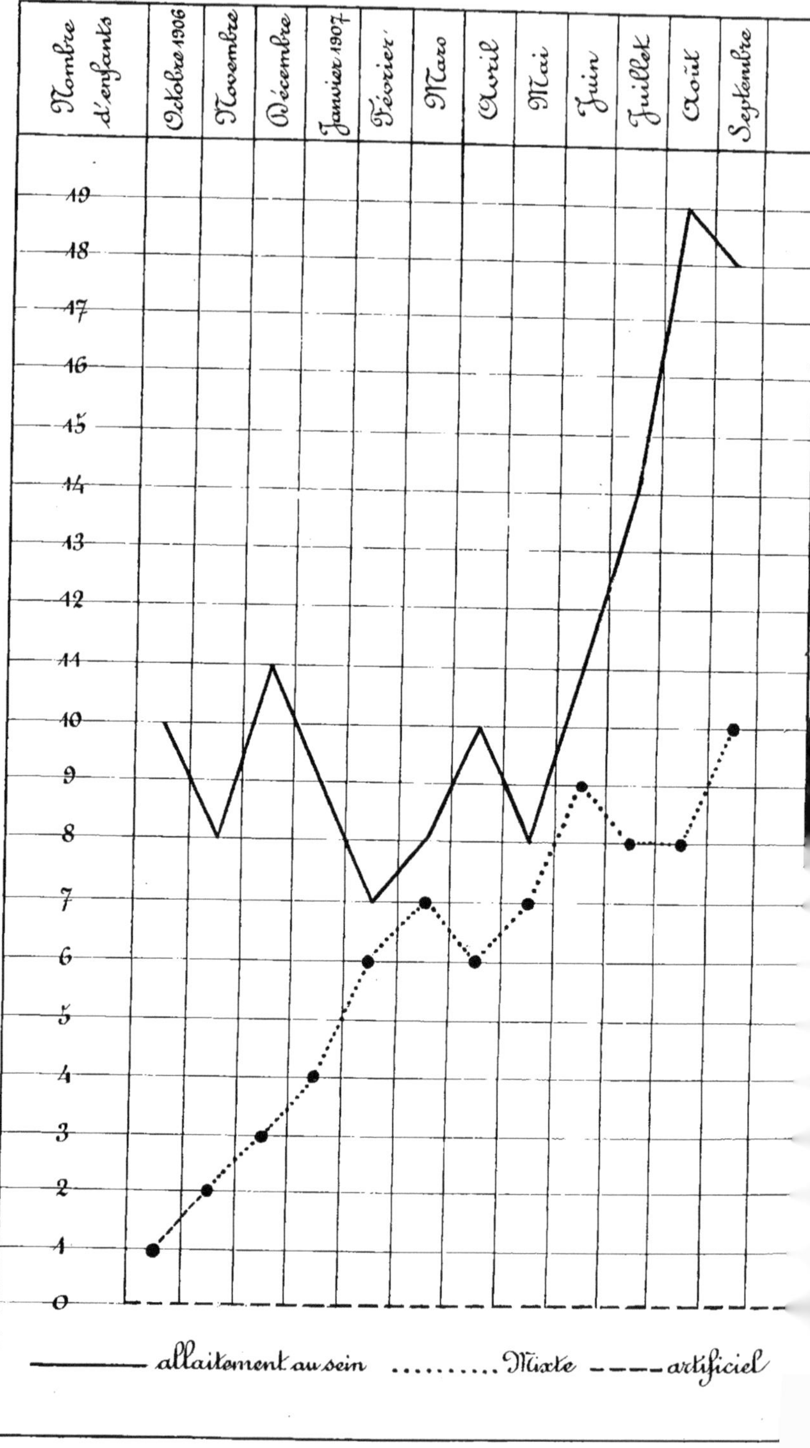

Pourcentages d'allaitement mois par mois du 1er Octobre 1906 au 1er Octobre 1907

Nous avons établi le Graphique ci-joint afin d'indiquer mois par mois le pourcentage des enfants élevés au sein et à l'allaitement mixte. Faisons de nouveau remarquer que nous n'avons pas eu à nous occuper d'un seul enfant nourri artificiellement. C'est pour nous une grande satisfaction de pouvoir démontrer combien l'allaitement au sein domine dans notre consultation. Tous nos encouragements vont aux mères-nourrices Mais nous ne saurions trop insister également sur la nécessité impérieuse qu'il y a à surveiller ce mode d'allaitement. Les femmes ne doivent pas croire qu'instinctivement elles savent donner le sein quand elles ont du lait. C'est là une erreur profonde, et cependant tellement entrée dans l'esprit de la plupart des mères qu'il nous lui faut attribuer bon nombre de troubles qui agitent l'existence du nourrisson.

Qu'une nourrice mette au sein, d'une facon désordonnée, son enfant et l'on ne tarde pas à voir apparaître une série d'accidents cependant si faciles à éviter. La suralimentation amène des troubles digestifs, de l'eczéma, le gros ventre, l'obésité, le rachitisme. — En somme et c'est ce que l'on ne saurait trop répéter, tout nourrisson, qu'il soit nourri au sein ou au lait stérilisé, doit être surveillé. Mais à notre tour il nous faudrait compter sur la docilité de nos clientes, leur assiduité et ce n'est qu'à ces conditions que nos efforts pourront aboutir.

Nous avons relevé le nombre de présences de chaque femme. Pourquoi plusieurs d'entre elles ont-elles disparu après une ou plusieurs visites ? Nous ne saurions préciser. Que sont devenus ces enfants ainsi privés tout à coup de notre surveillance ? Nous ne savons pas pourquoi ils ont cessé d'être amenés. Nous obtiendrons cependant à l'avenir tous ces renseignements à l'aide de lettres de rappel lorsque les absences seront signalées. — Parmi nos petits clients nous avons enregistré deux décés. Un enfant, à l'allaitement mixte (jumeau débile) pesant 2530 grammes: un enfant, à l'allaitement mixte, (débilité congénitale) ayant pesé à sa naissance 2520 grammes.

2° *Des récompenses. — Moyens d'inviter les mères à suivre la consultation.*

Ainsi donc certaines mères nous présentent leurs enfants une ou deux fois, puis oublient de revenir. Dans l'organisation d'une consultation de nourrisssons il faut donc examiner les moyens capables d'engager les femmes à venir faire peser et examiner régulièrement et le plus longtemps possible, leurs enfants. A notre avis il faut éduquer les mères durant leur court séjour à l'Hôpital. Ce soin est laissé aux deux sages-femmes de la Maternité. Inutile d'ajouter avec quel zèle et quel dévouement ces demoiselles s'acquittent de leur mission. Chaque accouchée est vivement engagée à nourrir son enfant. On lui expose tous les avantages qu'elle peut tirer d'une semblable façon d'agir A sa sortie de l'Hôpital toute mère-nourrice reçoit une carte dont le modèle ci joint. indique le local, le jour et l'heure de la consultation. La date et le poids de naissance de l'enfant, la date et le poids de sortie y sont également inscrits.

Consultation de Nourrissons à « La Charité »

30. AVENUE DE LA GARE

TOUS LES MARDIS A 10 HEURES

N°

Date de Naissance ....

Poids .... *Annexes* ....

Date de Sortie ....

Poids ....

Nom de l'enfant ....

Apporter cette Carte en se présentant à la Consultation

La mère doit nous apporter cette carte en se présentant à la consultation pour la première fois le mardi qui suit sa sortie de la Maternité

Sur le verso de la carte ainsi remise aux nouvelles-accouchées à leur sortie de l'Hôpital se trouve la notice suivante : « *Toute femme qui se présenterait à la consultation avec son enfant déja sevré s'exposerait à ne pas y être admise.* »

Cette simple annotation retient bon nombre de femmes et dès qu'elles se trouvent sous notre surveillance nous nous efforçons de les maintenir dans la bonne voie et les encourageons à allaiter leurs enfants.

Comment persuader aux femmes qui se sont présentées une première fois à la Consultation d'avoir à y revenir tous les mardis afin de faire peser leurs enfants et se laisser guider dans leur tâche de mères ? Retenir celles dont les enfants sont à l'allaitement artificiel paraît chose aisée puisqu'on leur donne gratuitement le lait stérilisé nécessaire. Des difficultés se montrent lorsqu'il s'agit des femmes nourrissant au sein, en tout ou en partie. Il est certes bien difficile d'obliger toutes les mères à nous conduire régulièrement leurs enfants. Certaines invoquent la distance trop éloignée de leur domicile ; d'autres les obligations que leur impose l'entretien de leur ménage ; d'autres encore des maladies bien souvent imaginées. Quelques-unes profitent de ces allégations pour ne présenter leurs enfants que de distance en distance et dès lors le sevrage hâtif devient inévitable, sevrage partiel mais trop souvent total amenant à sa suite la fatale gastro-entérite.

Le 8 Juin 1907, Monsieur Féraudi, Inspecteur Départemental de l'Assistance Publique, auquel nous ne saurions trop rendre hommage pour l'empressement mis à nous encourager dans l'organisation de notre consultation, nous adressait la lettre suivante :

« Monsieur le Docteur

« *J'ai le plaisir de vous informer, que par arrêté Préfectoral*
« *en date du 7 courant, une subvention de 300 francs est accordée,*
« *pour l'exercice 1907, à l'Œuvre de la Consultation des nourrissons*
« *de l'Hospice de la Charité que vous dirigez.* »

Cette généreuse subvention que voulait bien nous accorder Monsieur le Préfet, sur les fonds votés par le Conseil Général dans sa session d'Octobre 1906, venait bien à point. Elle nous laissait envisager notre Consultation dans la plénitude de ses moyens.

Nous avions désormais à notre disposition une somme d'argent, modeste mais suffisante pour une œuvre à ses débuts, nous permettant de maintenir dans la bonne voie nombre de mères capables de nourrir. Les récompenses ont toujours exercé sur les femmes pauvres un attrait puissant.

Dès ce jour nous avons donné aux mères-nourrices des objets de layette comme encouragement. Chacun des petits trousseaux ainsi distribués comprend la liste des objets suivants :

1° une chemise	6° deux paires de bas
2 unpantalon	7 une paire de souliers
3 un jupon	8 une enveloppe piquée
4 une robe	9 un chapeau
5 un tablier	

Ces petits trousseaux ne sont pas d'ailleurs donnés à l'aventure. Il faut que la mère soit venue très régulièrement à la consultation depuis six mois, qu'elle ait patiemment suivi nos conseils et que son enfant à l'heure présente soit proprement tenu et en parfaite santé. Les femmes se sont montrées très sensibles à un pareil traitement et ces attentions ne peuvent, croyons-nous, que les engager fortement à placer leurs enfants sous notre surveillance ; surveillance de laquelle elles tirent tant de bénéfices.

Pour obtenir plus encore de ces femmes, il faudrait pouvoir davantage. Quelque répugnance que l'on ait à donner de l'argent qui, bien souvent sera mal employé, il nous semble qu'une distribution d'espèces sonnantes amènerait à nous bon nombre d'égarées.

Si notre budget nous le permettait nous nous proposerions, dans un avenir rapproché, de donner 10 francs aux femmes qui auraient présenté régulièrement leurs enfants à la consultation et nourri intégralement au sein durant sept mois ; cinq mois après c'est-à-dire à un an, une allocation nouvelle de 5 francs pourrait leur être remise, ce qui assurerait la surveillance pendant douze mois. — Il est bien entendu que ce ne sont là que de pieux désirs exaucés seulement le jour où nos moyens nous le permettront.

Nous ne revendiquons pas d'ailleurs l'initiative de ces distributions d'argent. Dans un travail du Dr Dévé, sur la consultation des nourrissons de l'Hôpital Tenon à Paris, nous relevons l'annotation suivante : « *Monsieur Boissard, médecin-accoucheur à la Maternité de l'Hôpital Tenon, compte donner 10 francs aux femmes qui auront nourri intégralement au sein leur enfant pendant 4 mois, 3 mois après, une allocation nouvelle de 5 francs pourra leur être remise, ce qui assurerait la surveillance pendant 7 mois.* »

Monsieur Hergott, à Nancy, se contente de faire revenir à sa consultation les nouvelles accouchées sorties de l'Hôpital depuis six semaines. Si à ce moment là elles donnent encore le sein à leurs enfants il leur remet une petite somme d'argent à titre d'encouragement.

A Saumur, le Dr Levraud a deux consultations. Dans l'une, il délivre du lait stérilisé aux femmes dont les enfants en ont besoin, et il le leur fait payer. Dans l'autre, il n'admet que les mères qui nourrissent, et il leur octroie une gratification de trois francs à chaque pesée, tous les quinze jours.

Nous sommes persuadés que cette généreuse assistance donnée aux femmes encouragerait au plus haut point les mères pauvres, à donner le sein à leur enfant. Répétons à nouveau que nous sommes encore à nos débuts et qu'un avenir prochain nous permettra sans doute de réaliser tous nos desiderata.

VI

Question budgétaire

La création d'une consultation de nourrissons exige un local pproprié, l'achat d'un matériel, son entretien et son remplacement ossible, sans oublier la fourniture du lait qui représente dans ceraines « *Gouttes de lait* » près de la moitié des frais totaux.

Nous n'avons pas eu à nous occuper de l'installation de otre consultatien. Le Conseil d'Administration des Hospices Civils a mis à notre disposition un crédit de 500 francs. Le local nous a été donné par l'Hospice de la Charité. Les améliorations ont été surveillées par un architecte. C'est dire combien la tâche nous a été facilitée. — Le personnel de l'Hospice nous a été proposé pour nous seconder dans notre travail. Nous ne saurions trop lui décerner d'éloges. A lui certainement revient une grande part de la prospérité sans cesse croissante de notre petite clientèle.

La dépense du lait, supportée par l'Hospice de la Charité est assurément très importante et l'on a pu constater cependan combien nous nous montrions difficile dans la distribution gratuite du lait stérilisé.

Nous n'avons en effet à nous occuper que de quelques enfant nourris à l'allaitement mixte. C'est dire que nous nous somme efforcés de réduire au minimum la dépense du lait stérilisé. N'oublions pas cependant qu'un enfant purement au biberon coûte un somme d'au moins 200 francs par an. Aussi a-t-on soulevé, en maint endroits, la question de la consultation payante. Les flacons son donnés sans cautionnement. Cependant la casse est payée par le mères. Le lait est vendu et ce, selon les ressources de chacun de membres de la clientèle de la consultation.

A la « *Goutte de lait* » du Hâvre un tarif spécial a été fixé :

0 fr. 10	indigents
0 fr. 20 0 fr. 30	ouvriers
0 fr. 40 0 fr. 60	commerçants
0 fr. 60 1 fr. »	riches

Cette application de la Mutualité à la consultation des nourrissons ne manque pas d'inconvénients : elle nécessite des enquê une comptabilité soignée, des discussions sans fin. (1)

(1) Dr Dévé. — *Réflexions critiques sur la puériculture.*

Nous avons établi, pour notre part, la gratuité absolue du lait. Qu'il nous soit permis de faire remarquer combien la dépense est forte. Nous avons cru devoir donner, mois par mois, l'évaluation des sommes employées, à ce sujet :

Année 1906

Mois	d'Octobre..........	=	0
»	Novembre.........	=	8.40
»	Décembre.........	=	24.50

Année 1907

Mois de	Janvier........	=	21.40
»	Février.........	=	42.80
»	Mars...........	=	44.20
»	Avril..........	=	55
»	Mai............	=	71
»	Juin..........	=	88.80
»	Juillet.........	=	89.40
»	Août..........	=	86
»	Septembre......	=	100.40

Si notre clientèle a augmenté on voit aussi combien les dépenses occasionnées par la fourniture du lait stérilisé s'élèvent. Nous avons un total de 611 fr. 90.

Nous avons étudié plus haut la question importante des récompenses. Monsieur le Préfet a bien voulu nous allouer un crédit de 300 francs pour l'année 1907. Nous ne saurions trop le remercier de cette noble et généreuse initiative. Cette somme a été employée pour l'achat de petits trousseaux destinés aux mères-nourrices les plus méritantes. Nous en avons déjà distribué une quinzaine nous pouvons être sûrs d'épuiser notre crédit avant le mois de janvier 1908. Nos trousseaux nous coûtent chacun 10 francs. Le nombre de personnes que nous pourrons satisfaire se trouve ainsi assez limité. — Pour ce qui concerne les distributions d'argent nous verrons plus tard, alors que nos ressources seront plus fortes.

Insistons sur ce fait que notre clientèle ira toujours en augmentant, aidés comme nous le sommes, par tous ceux qui s'intéressent à notre œuvre ; nos dépenses elles aussi s'élèveront sans cesse aussi croyons-nous devoir faire appel à tous pour nous seconder dans notre tâche si humanitaire et si intéressante.

VII

Conclusions

La mortalité des enfants du premier âge est énorme, il faut la combattre à tout prix. Dans ce but la consultation de nourrissons apparaît comme un des organismes les mieux appropriés et les plus puissants. D'autre part les femmes ne sont nullement préparées à leur rôle de mères ; c'est à nous, médecins, à les instruire. La vie et les conditions d'existence d'un nouveau-né nous semblent chose suffisamment précieuse pour mériter certaines considérations. L'intérêt du pays est d'avoir beaucoup d'enfants. Il ne s'agit pas seulement de procréer, il faut savoir conserver les frêles petits êtres et dans leur vie intra-utérine et lorsqu'ils sont venus au monde.

On peut examiner la question à de multiples points de vue, Sous son aspect purement économique elle nous apparaît déjà suffisamment intéressante.

Que vaut un nourrisson?

Il faut d'abord supputer ce qu'il a coûté directement à la mère : diminution de l'activité sociale, chômage avant et après les couches, fatigues et maladies acquises durant toute la période puerpérale et qui déprécient la force économique ultérieure ; ensuite les dépenses nécessitées durant l'accouchement puis celles imposées pour son élevage depuis sa naissance, soit au compte de la famille, soit au compte de la commune ou du département.

Quand on a un tel passsif à sa charge il est de toute nécessité de chercher à le compenser par un actif. Or il n'est d'autre actif possible que la valeur sociale future de l'enfant. Si nous n'intervenons pas par des soins éclairés, cette espérance risque fort de se changer en une valeur négative, le nourrisson faisant un sujet malingre qu'il faudra assister ou hospitaliser souvent et partant devenant une nouvelle cause de dépenses. — Au contraire par un minime sacrifice supplémentaire, représenté par le prix de revient d'une ou de deux années de consultation d'un nourrisson — quelques francs — nous pouvons récupérer intégralemont tous les frais engagés.

N'est-ce point là un bon placement ? Il y a peu de domaines publics dont l'exploitation méthodique rapporte à la commune autant que la balance pèse-bébé d'une consultation de nourrissons.

Ainsi donc la venue au monde d'un nouveau-né exige assez de sacrifices pour que l'état de sa santé et les conditions de son existence nous préoccupent.

Nous nous sommes efforcés de montrer combien l'organisation d'une consultation de nourrissons est simple, à la portée de tous et peu coûteuse.

Nous sommes allés plus loin et avons cru utile d'émettre quelques données au sujet de la culture des nourrissons. C'est le résulat de nos observations que nous avons exposé. — Nous croyons pouvoir ainsi susciter un mouvement d'émulation, attirer à nous les plus incrédules. Peut-être un jour nous sera-t-il donné de voir se multiplier les centres d'examen dans les différentes régions du Département. — *Chaque médecin cantonal pourrait dès lors, dans sa tournée mensuelle, réunir dans une salle spéciale tous les nouveau-nés d'un village, les peser, donner de bons conseils aux mères, combattre les préjugés, soulager les infortunes.* N'est-ce point là un but idéal vers lequel doivent tendre tous nos efforts ?

« *Celui qui se propose d'écrire, a dit Voltaire, emprunte du*
« *feu chez son voisin, l'allume chez soi, le communique à d'autres, et*
« *dès lors il appartient à tous. Mais je veux que l'ouvrage livré au*
« *public présente ou des choses nouvelles ou des choses utiles ou du*
« *moins infiniment agréables.*

Nous serions heureux si ce modeste travail pouvait être utile, susciter des observations, des statistiques. En ce qui nous concerne nous avons simplement voulu tracer la voie à d'autres, stimuler les bonnes volontés. Nous avons désiré montrer combien les encouragements vont de tous côtés à ceux qui s'intéressent à la puériculture.

Nos débuts nous ont donné d'excellents résultats : merci à tous. A d'autres d'essayer de parfaire notre œuvre.

Nice, 1er décembre 1907.

www.ingramcontent.com/pod-product-compliance
Ingram Content Group UK Ltd.
Pitfield, Milton Keynes, MK11 3LW, UK
UKHW021938200726
13855UKWH00007B/1446